Vittorio Gallo

Segni e sintomi inusuali o rari in Medicina Interna

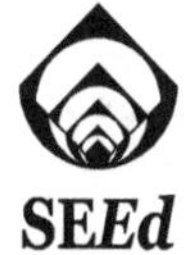

SEEd

A cura di
Vittorio Gallo
Internista, Clinica Fornaca di Sessant, Torino.
Professore di Medicina Interna, Facoltà di Medicina e Chirurgia,
Università di Torino

© **SEE**d srl
Via Magenta 35 – 10128 Torino, Italia
Tel. +39.011.566.02.58
www.seedmedicalpublishers.com
info@seedmedicalpublishers.com

Terza edizione novembre 2018
Prima edizione novembre 2007
Tutti i diritti riservati

Immagine in copertina:
Elaborazione di Enzo Cappelluti
ID 114792938 © Ratz Attila | Dreamstime.com
ID 50650475 © Nicola Allegri | Dreamstime.com

ISBN 978-88-97419-75-4

Sommario

Prefazione

Il nocciolo dell'abilità diagnostica di un buon clinico consiste nel riuscire, grazie alla conoscenza acquisita nei lunghi anni di studio e nella pratica quotidiana, ad attribuire il corretto significato alle manifestazioni fisiche e psicologiche che presentano i propri pazienti. Moltissime patologie sono accomunate dalla presenza dei medesimi segni e sintomi più o meno specifici per organi e apparati, come febbre, cefalea, dolore toracico o addominale, astenia, per citare solo i più comuni, e sono la loro natura, la presenza contemporanea di altri sintomi e i risultati dell'esame obiettivo a restringere il campo della diagnosi differenziale e a indirizzare il successivo percorso d'indagine. Infatti, nonostante il sempre crescente corredo di sofisticati strumenti tecnici a disposizione del medico, un'accurata raccolta dei dati anamnestici rimane il principale fondamento su cui si deve far poggiare il ragionamento clinico. Se questo è vero in generale, vale ancor più nei casi in cui i sintomi sono rari o poco conosciuti, quindi non sempre ritenuti rilevanti dal medico.

Lo scopo del libro del Professor Vittorio Gallo è di presentare una serie di tali sintomi inusuali che il medico può incontrare nella pratica quotidiana, anche allo scopo di ricercarli nei pazienti, che a volte non li riferiranno in maniera spontanea. L'ampliamento della conoscenza di sintomi meno comuni può quindi rappresentare di per sé un contributo al miglioramento della qualità dell'assistenza in medicina generale, permettendo di sciogliere con maggiore rapidità e sicurezza una diagnosi difficile.

Ma l'aspetto forse più importante di questo testo, che non ha la minima pretesa di essere un compendio di diagnostica in Medicina Interna, né quella di presentare una mera raccolta di curiosità e amenità cliniche, è quella di mostrare, soprattutto ai clinici più giovani e meno esperti, spesso pieni di entusiasmo e fiducia nelle nuove tecnologie, come costruire un solido ragionamento diagnostico differenziale attraverso la fusione delle conoscenze teoriche con i dati rilevati durante la visita medica.

Il testo è redatto in forma concisa, in maniera da poter essere letto e consultato velocemente, proprio perché lo scopo principale non è quello di fornire una rassegna accademica di tutti i sintomi meno comuni, bensì quello di stimolare l'acume diagnostico del medico mediante l'incremento del suo bagaglio di conoscenze, ma soprattutto insistendo sull'importanza di uno dei cardini della Medicina Interna: sviluppare una vasta diagnosi differenziale sulla base dell'esperienza clinica e del riconoscimento della sintomatologia.

Vittorio Gallo

Che cos'è la Medicina Interna?

A livello storico, "medicina" e "Medicina Interna" erano sostanzialmente sinonimi. Tuttavia, in tempi recenti il moltiplicarsi delle conoscenze ha reso necessario lo sviluppo delle diverse specializzazioni.

La Medicina Interna resta comunque la branca centrale del sapere medico, su cui tutti gli altri sono imperniati. Assume diversi ruoli: è al contempo zona di confronto, terreno fertile per lo sviluppo delle innovazioni tecnologiche, punto di partenza e di arrivo di ogni competenza medica.

Una definizione spesso adottata negli Stati Uniti è «specialità medica non chirurgica che riguarda patologie degli organi interni dei soggetti adulti». Gli internisti sono quindi specializzati nella gestione di malattie e affezioni complesse, riguardanti più organi e/o più sistemi del corpo umano. La collaborazione tra specialisti diversi eleva la qualità dei risultati clinici e colloca l'internista in una posizione di connessione, di interdisciplinarietà necessaria per l'orientamento clinico mirato, con un'opera dapprima di selezione e in seguito di eventuale eliminazione delle opzioni diagnostiche. Pertanto, egli assume un ruolo fondamentale nella comunità medica, costituendo una guida imprescindibile nella gestione dei pazienti con situazioni complesse, in un contesto generale caratterizzato da ritmi accelerati di progresso tecnologico. Il suo compito principale consiste nel prendere decisioni inerenti al trattamento farmacologico in pazienti con diverse comorbilità, dopo aver attentamente considerato il rapporto rischio-beneficio alla luce delle necessità del singolo soggetto in cura. Questo è il "mestiere" dell'internista colto e dedito: sciogliere i nodi complicati.

1 Un irrefrenabile desiderio di mangiare ghiaccio

Una particolare predisposizione al consumo di ghiaccio può far parte del corteo sintomatologico dell'anemia sideropenica, in genere dovuta a perdite gastrointestinali, ipermenorrea o ematuria cronica.

Questo singolare disturbo del comportamento alimentare, noto come "pagofagia", dal greco "pagos" (ghiaccio, gelo, brina) + "èphagon" (mangiare), si manifesta nel 50% circa dei soggetti affetti da anemia ferro-carenziale.

Questi pazienti sono portati a ingerire anche grandi quantità di ortaggi (fra cui pomodori, sedano, carote, lattuga), ma anche sostanze inerti, come l'amido, e i bambini con anemia da carenza di ferro sono stati descritti come mangiatori di terra.

Ma il desiderio di masticare ghiaccio è senz'altro il disturbo del comportamento alimentare più suggestivo nei soggetti con anemia ferro-carenziale, usualmente secondaria a perdite ematiche dal tratto gastrointestinale, anche se raramente i pazienti riferiscono questa loro peculiarità in fase anamnestica.

Ciò non toglie che i soggetti che presentano disturbi alimentari con le caratteristiche sopra descritte dovranno essere indagati per ciò che riguarda la loro concentrazione emoglobinica e per il metabolismo del ferro. Un adeguato trattamento dell'anemia risolverà anche le loro aberrazioni nutrizionali.

Tipico segno e sintomo di diabete insipido centrale (neurogeno) e renale (nefrogenico).

Lo stato di eccessiva introduzione di acqua e di poliuria ipotonica che si verifica in questa patologia può essere secondario alla ridotta secrezione di vasopressina in risposta a stimoli fisiologici (diabete insipido centrale, DIC) o a insufficiente risposta renale alla vasopressina (diabete insipido nefrogenico, DIN). Tali situazioni fisiopatologiche conducono a un incremento della perdita di acqua per via renale, con conseguente possibile grave ipernatriemia se non si provvede ad adeguata terapia idratante.

Il DIC può essere idiopatico o secondario a patologie dell'ipotalamo quali tumori, infezioni, malattie granulomatose, traumi o esiti di interventi chirurgici.

Il DIN può essere ereditario oppure secondario ad alterato equilibrio idroelettrolitico, all'uso di farmaci come il litio, a prolungata ostruzione delle vie urinarie, mieloma o anemia falciforme.

I pazienti affetti da DI, oltre alla polidipsia, lamentano dunque sete intensa per acqua gelata e questo dato può essere di grande aiuto per avvicinarsi al sospetto diagnostico, specie quando la quantità di acqua introdotta ammonta a svariati litri al giorno.

La diagnosi potrà poi essere confermata con il test della concentrazione urinaria, che permette di confrontare l'osmolalità urinaria dopo disidratazione e dopo somministrazione di vasopressina e di valutarne i risultati con il rapporto fra osmolalità plasmatica e urinaria.

Il trattamento del DIC consiste nella somministrazione di vaso-pressina sintetica; quello del DIN si attua con la terapia della causa promuovente e con l'uso di diuretici tiazidici. È interessante notare come la vasopressina da sola sia in grado di ridurre la grande sete anche senza la contemporanea somministrazione di liquidi.

La "idrofobia" (dal greco, paura dell'acqua) è un tipico sintomo della rabbia, fatale patologia del sistema nervoso centrale trasmessa da vari animali (cane, pipistrello, coyote, volpe, marmotta, lince e altri).

Si tratta di un'infezione virale trasmessa attraverso il morso (saliva) di animale infetto da rhabdovirus. Si tratta di un virus a RNA che colpisce e si diffonde centripetamente attraverso l'assoplasma dei nervi periferici fino a raggiungere il sistema nervoso centrale; qui si moltiplica nella sostanza grigia per poi migrare centrifugamente lungo il sistema nervoso autonomo e raggiungere così organi come ghiandole salivari, surrene, rene, polmone, fegato, cute e cuore.

L'incubazione varia da 10 giorni a più di un anno. Il periodo prodromico è caratterizzato da sintomi aspecifici cui seguono i segni della fase encefalitica con confusione, aggressività, spasmi, fotofobia e paralisi delle corde vocali. Le successive manifestazioni, a carico del tronco, si traducono in neurite ottica, diplopia e difficoltà di deglutizione.

L'eccessiva salivazione dà luogo al fenomeno della "bava alla bocca"; violente contrazioni diaframmatiche, dei muscoli faringei e laringei sono scatenate dall'ingestione di acqua (idrofobia propriamente detta). L'interessamento dei centri del respiro può causare morte in apnea.

La diagnosi non è agevole (frequentemente post-mortem) e non esiste terapia specifica.

**Sintomo frequente nel Morbo di Addison
(insufficienza surrenalica, o ipocorticosurrenalismo).**

La ridotta funzione della corteccia surrenalica contempla quelle situazioni in cui la secrezione di steroidi surrenalici è deficitaria rispetto alle richieste dell'organismo. Può essere dovuta a incapacità primitiva della ghiandola a elaborare sufficienti quantità di ormoni (Morbo di Addison propriamente detto) oppure alla incapacità dell'ipofisi a produrre ormone adrenocorticotropo (ACTH). Il Morbo di Addison propriamente detto può essere causato principalmente da tubercolosi del surrene e processi autoimmunitari, ma anche da istoplasmosi, emorragia surrenalica, metastasi localizzate al surrene, infarto surrenalico e amiloidosi.

Il sintomo riguardante il desiderio di mangiare sale o cibi salati può essere di aiuto per porre un primo sospetto della malattia, che si può presentare con una grande varietà di manifestazioni anche poco specifiche. Ma, in considerazione del deficit di mineralcorticoidi, sono comuni le anormalità dell'omeostasi del sodio che portano alla contrazione del volume circolante e alla successiva caratteristica ipotensione ortostatica.

Il desiderio di sale è un segno peculiare della malattia: dipende dal deficit di aldosterone, che conduce alla natriuresi e dunque alla deplezione di sodio. I pazienti sono degli accaniti mangiatori di salatini e di patatine fritte e alcuni di essi giungono ad assumere grandi quantità di sale da cucina, a volte con limone.

Se non diagnosticata e non trattata, la malattia può condurre a morte.

La terapia prevede l'uso di idrocortisone o cortisone acetato associato a un mineralcorticoide. La posologia sarà adattata secondo le necessità (fatica fisica, stress, viaggi, interventi chirurgici, insorgenza di vomito o diarrea). L'eziologia tubercolare prevederà un'opportuna terapia antispecifica. Saranno necessarie anche dosi adeguate di cloruro di sodio da assumere con la dieta.

Comparsa di cefalea dopo un pasto iperproteico

Una sindrome emicranica dopo consumo di pasti proteici è un sintomo frequente del deficit di ornitina carbamiltransferasi.

L'ornitina carbamiltransferasi (OCT) è un enzima presente nel ciclo di Krebs; ha la funzione di catalizzare la formazione di citrullina partendo da carbamil fosfato e ornitina. Il deficit dell'enzima (il cui gene si trova sul cromosoma X) comporta l'accumulo di acido orotico, escreto con le urine, e anche l'aumento dell'ammoniemia, con conseguente sintomatologia neurologica. Tale situazione ereditaria si traduce di solito in una grave affezione che porta a morte i soggetti colpiti in età neonatale. Avviene però che i portatori di sesso femminile possano non sviluppare sintomi sino a raggiungimento dell'età adulta; la situazione si manifesta, in questi casi, almeno inizialmente, con quadri neurologici (confusione, nausea, vomito, letargia), che intervengono tipicamente dopo pasti ricchi in proteine animali.

Il classico sintomo dei portatori è una sindrome emicranica che segue un pasto riccamente proteico; pertanto, tutti coloro che mostrano una tale risposta dopo aver consumato, per esempio, carne, dovrebbero essere sottoposti a indagini riguardanti il dosaggio della OCT e dell'ammoniemia. Inoltre, i livelli sierici di citrullina si trovano ridotti, mentre quelli plasmatici e urinari di acido orotico sono aumentati.

Il trattamento può avvalersi della somministrazione di aminoacidi ramificati e di una dieta ipoproteica, proprio come nella gestione dell'encefalopatia porto-sistemica dei cirrotici, il cui introito proteico giornaliero dovrebbe ammontare a non più di 50 grammi.

Comparsa di dolore dopo aver bevuto alcolici

Il dolore diffuso, dopo aver consumato alcol, è un sintomo peculiare che insorge in pazienti affetti da neoplasie maligne, in particolare i linfomi Hodgkin e non-Hodgkin, i tumori del capo e collo, della mammella, dell'endometrio e della vescica.

Sintomo sovente non riconosciuto nella sua reale importanza, si verifica a carico delle stazioni linfatiche del collo, torace e addome colpite da malattia linfatica, mentre i pazienti con cancro della vescica o dell'utero denunciano dolore pelvico che insorge generalmente pochi minuti dopo il consumo di alcol ma anche, più raramente, dopo alcune ore. La quantità di alcol necessaria a provocare il disturbo può essere anche di soli uno o due sorsi. Questo sintomo può precedere la diagnosi della malattia di base anche di mesi o addirittura anni.

La tipologia del dolore descritto dai pazienti è usualmente grave, comunque non paragonabile a nessuno precedentemente provato, e recede in relazione al successo della terapia praticata per la malattia di base. L'incidenza di questo disturbo non è ben conosciuta, ma sembra presente nel 20% circa dei soggetti affetti da morbo di Hodgkin. È dunque importante che ogni paziente che denuncia una siffatta sintomatologia, che insorga dopo il consumo di bevande alcoliche, venga sottoposto a indagini finalizzate alla diagnosi di una eventuale patologia maligna.

Un'improvvisa avversione per il fumo può essere un sintomo caratteristico di epatite acuta da virus A, B, Delta, C o E.

È un sintomo peculiare e caratteristico nel fumatore usuale che si ammala di epatite virale acuta, malattia caratterizzata da infiammazione diffusa, acuta, del parenchima epatico, causata da virus epatotropi.

Il virus A viene trasmesso per via oro-fecale, mentre i virus B e C sono trasmessi per via parenterale. Dopo un'incubazione che dura da una a sei settimane compare la malattia, caratterizzata da malessere generale, artralgie, dolore addominale, urine pigmentate e ittero. Un sintomo caratteristico è proprio un'improvvisa perdita del gusto per le sigarette, ma anche per l'alcol e per i cibi ad alto contenuto proteico, fenomeni che possono essere identificati con il termine di "disgeusia". L'eziologia precisa di tale fenomeno non è chiara e scompare generalmente con la risoluzione della malattia di base.

Le fasi acute delle epatiti virali richiedono generalmente solo supporto con idratazione, anche per via endovenosa, riposo e alimentazione congrua con eliminazione dell'alcol.

8 Dolore alla lingua durante la masticazione

Sintomo definibile come "claudicatio masticatoria", è causato da un ridotto afflusso di sangue attraverso l'arteria linguale che si verifica usualmente in corso di arterite a cellule giganti.

La claudicatio linguale, o masticatoria, è un sintomo correlato alla arterite a cellule giganti, patologia che colpisce generalmente soggetti sopra i 50 anni come arterite granulomatosa dei grossi vasi. Questa patologia ha una particolare predilezione per le arterie extracraniche del capo, ma può interessare anche rami dell'aorta come la carotide interna o le vertebrali. In ogni caso, la claudicatio linguale sembra colpire il 25% circa dei pazienti, che accusano il dolore proprio durante la masticazione, dolore che, al termine dell'atto masticatorio, recede.

Un altro segno distintivo può essere il pallore della lingua stessa, che compare nel momento del dolore. In alcuni casi si può assistere a lesioni necrotiche della lingua dovute a occlusione vasculitica dell'arteria linguale. Dal punto di vista diagnostico, è possibile evocare il dolore linguale invitando il paziente a protrudere ripetutamente la lingua. Ai soggetti che accusano dolore masticatorio dovrebbe essere valutata la velocità di eritrosedimentazione, che risulta essere tipicamente assai elevata nell'arterite a cellule giganti.

Il gold standard diagnostico rimane comunque la biopsia dell'arteria temporale per l'evidenziazione dell'infiltrato granulomatoso e la discontinuità della lamina elastica interna. L'occlusione dell'arteria linguale può essere diagnosticata attraverso l'arteriografia carotidea. La terapia è essenzialmente steroidea-immunosoppressiva.

**La dispnea in decubito laterale, nota come "trepopnea",
dal greco "trèpo" (voltarsi, girarsi) + "pnèo" (respirare) può
essere causata da una varietà di condizioni patologiche
polmonari e cardiache (versamento pleurico, insufficienza
cardiaca congestizia, neoplasie bronchiali, difetto
interatriale, mixoma atriale).**

La trepopnea caratterizza la dispnea in decubito laterale destro o sinistro. Nei versamenti pleurici o in caso di stenosi bronchiale, il sintomo dipende dall'aumento della perfusione di un polmone scarsamente ventilato.

Alcuni Autori ipotizzano che la trepopnea sia il risultato della compressione esercitata dalla cardiomegalia sulle vene polmonari nel corso della posizione laterale assunta dal paziente; ma può anche avvenire in presenza di malformazioni artero-venose del polmone, preferenzialmente perfuse in posizione di decubito laterale, con il risultato di un transitorio shunt destro-sinistro.

Casi di trepopnea in decubito destro sono stati riportati in pazienti con difetti del setto interatriale, verosimilmente in relazione alla pressione esercitata meccanicamente dal cuore sullo stesso setto con conseguente incremento del flusso attraverso il difetto anatomico.

Dunque il riscontro di trepopnea deve indurre a un approfondimento dell'esame obiettivo cardiaco e alla effettuazione di esami diagnostici di primo e secondo livello, quali una radiografia del torace ed un eventuale ecocardiogramma. La risoluzione immediata del problema nel paziente con versamento pleurico consiste nel praticare una toracentesi.

La dispnea che insorge in ortostatismo e che si attenua in clinostatismo è un raro sintomo noto anche come "platipnea", dal greco "platos" (larghezza, estensione) o "plàtys" (largo, piatto) + "pnèo" (respirare), frutto dell'incremento di flusso ematico attraverso shunt o malformazioni artero-venose polmonari o attraverso un difetto del setto interatriale. Situazioni tipiche sono la sindrome epato-polmonare, la sindrome di Osler-Rendu-Weber, il difetto interatriale congenito, il versamento pleurico, la tromboembolia polmonare a focolai multipli e le sindromi ostruttive respiratorie gravi.

Tipicamente la platipnea s'accompagna a "ortodeoxia", una riduzione della saturazione di ossigeno che compare anch'essa in ortostatismo. I soggetti che più comunemente sviluppano la sindrome "platipnea-ortodeoxia" sono i cirrotici (indipendentemente dall'eziologia della cirrosi) con la cosiddetta sindrome epato-polmonare e i pazienti con sindrome di Osler-Rendu-Weber (fistole arterovenose a carico di polmoni, fegato e mucose associate a teleangectasie multiple).

La patogenesi della platipnea dipende dall'aumento del flusso ematico attraverso i segmenti basali polmonari con conseguente aumento di shunt destro-sinistro e ipossiemia arteriosa. Sono stati riportati casi di pazienti con sindrome respiratoria ostruttiva e versamento pleurico, verosimilmente in relazione a un aumentato rapporto ventilazione-perfusione (VQ).

La diagnosi di platipnea-ortodeoxia si pone principalmente attraverso l'anamnesi e con l'effettuazione di emogasanalisi arteriosa in posizione clino- e ortostatica. La scintigrafia polmonare perfusionale mostra aumento del radioisotopo a livello renale e cerebrale nei casi di malformazioni artero-venose polmonari. Quando si sospetta un difetto del forame ovale è utile eseguire un ecocardiogramma con mezzo di contrasto costituito da soluzione salina agitata.

Nei cirrotici, la sindrome epato-polmonare vede la sua risoluzione praticamente solo dopo trapianto di fegato. Nella sindrome di Osler-Rendu-Weber può invece essere utilizzata l'embolizzazione delle malformazioni artero-venose polmonari.

Cefalea e cardiopalmo che insorgono durante la minzione

Sintomi che compaiono in corso di feocromocitoma della vescica.

Cefalea e palpitazioni che insorgono in corso di minzione sono sintomi altamente suggestivi per feocromocitoma vescicale, che è anche causa di ipertensione secondaria.

Variazioni della pressione all'interno della vescica, dovuti al riempimento e ai successivi svuotamenti, possono stimolare il tumore a secernere catecolamine, responsabili dei sintomi da feocromocitoma che comprendono tremori, deficit visivi, vertigini, cardiopalmo, cefalea, nausea, arrossamento del volto, sapore di sale in bocca. I sintomi durano usualmente diversi minuti e possono insorgere anche in seguito a cateterizzazione vescicale.

Il sospetto diagnostico si pone in relazione alla sintomatologia legata all'atto della minzione e la conferma si avrà con il riscontro di elevati livelli delle catecolamine urinarie e dei loro metaboliti. La diagnosi anatomica potrà avvalersi della cistoscopia. La terapia è chirurgica, preceduta dal controllo farmacologico dell'ipertensione arteriosa.

La perdita di coscienza al termine o durante una minzione depone per ipotensione posturale verosimilmente associata a stimolazione vagale.

La sincope da minzione rientra nel novero delle cosiddette "sincopi situazionali". È caratteristica del soggetto anziano e avviene durante o subito dopo la minzione, soprattutto se il paziente, prima di mingere in posizione ortostatica, si trovava sdraiato. Si tratta infatti con buona probabilità, nella grande maggioranza dei casi, di una variante della sincope posturale.

Si ritiene che una repentina riduzione della pressione vescicale possa essere causa di improvvisa vasodilatazione mediata dalla stazione eretta e che a essa si sommi la bradicardia mediata dal nervo vago. È necessario avvertire i pazienti di assumere la posizione eretta in maniera graduale e si può suggerire loro, come nelle altre situazioni di ipotensione ortostatica, l'uso di calze elastiche.

Una sincope che avviene nel corso di una situazione che prevede una pressione sulla arteria carotide è molto suggestiva per una ipersensibilità del seno carotideo. Ma sono imputabili di un evento di questo tipo anche l'aterosclerosi, la presenza di tumori che esercitino una compressione estrinseca o tumori della biforcazione carotidea, così come importanti linfoadenopatie laterocervicali o pregresse irradiazioni terapeutiche del collo.

L'ipersensibilità del seno carotideo può essere causa di sincopi episodiche precipitate dalla pressione sui barocettori della carotide interna, localizzati nella tonaca avventizia a livello della biforcazione carotidea. Gli impulsi efferenti viaggiano attraverso il nervo vago e la catena simpatica fino ai nodi seno-atriale e atrioventricolare, così come al sistema vascolare periferico.

La stimolazione del seno carotideo può dunque essere tipicamente causa di bradicardia ben tollerata, in genere, nel soggetto normale; i pazienti con ipersensibilità del seno carotideo mostrano invece una risposta abnorme con spiccata riduzione del ritmo cardiaco, se non addirittura asistolia, e ipotensione arteriosa grave. Questi soggetti possono accusare facilmente vertigini, senso di "testa vuota" e financo una sincope nel caso si verifichi una qualsiasi manovra che attui una certa pressione sul seno carotideo.

Diverse situazioni possono contribuire a fatti di questo genere, come indossare una camicia con colletto troppo stretto, passare il rasoio con eccessiva pressione, voltare il capo con una certa violenza o suonare il violino (che viene notoriamente appoggiato sul collo), ma anche attuare un massaggio del seno carotideo terapeutico in caso, per esempio, di tachicardia parossistica sopraventricolare, cosa che deve essere evitata in caso di una nota stenosi carotidea al fine di evitare l'ipoperfusione cerebrale e un eventuale attacco ischemico.

A volte, in questi soggetti, si impone il posizionamento di un pacemaker permanente per evitare il ripetersi di attacchi sincopali.

**Un colore rosso-marsala delle prime urine del mattino
è suggestivo dell'emolisi intravascolare che complica
l'emoglobinuria parossistica notturna (EPN), nota anche
come sindrome di Marchiafava-Micheli.**

L'emoglobinuria parossistica notturna (EPN) è un disordine acquisito delle cellule staminali midollari che causa una sensibilizzazione di eritrociti, leucociti e piastrine circolanti all'azione del complemento attivato con conseguente emolisi intravascolare.

La manifestazione è correlata al danno subito dagli eritrociti e consiste da ultimo in anemia di vario grado. La fisiologica acidosi respiratoria che normalmente accompagna il sonno porta a incremento di attività del complemento con successiva emolisi. I pazienti notano il colore rosso marsalato delle loro urine mattutine quale risultato dell'emoglobina non riassorbita dalle cellule tubulari renali.

L'EPN, dopo un periodo variabile di stazionarietà clinica, va incontro a crisi sempre più ravvicinate e può condurre a un quadro di anemia aplastica o di leucosi acuta; le trombosi venose profonde sono frequenti specie a carico dell'encefalo e del distretto portale e possono essere causa di morte.

Tipica della malattia è l'iperbilirubinemia indiretta con aumento della lattico-deidrogenasi. Dal punto di vista diagnostico, il test di Ham è il mezzo più efficace e semplice.

La terapia consiste nel mantenere sufficienti livelli di emoglobina attraverso le emotrasfusioni e l'uso di acido folico; anche il trapianto di midollo si è rilevato utile in pazienti selezionati.

Segno caratteristico della sindrome nefrosica. Situazione che si può verificare nella nefropatia diabetica, nell'amiloidosi, con l'uso di farmaci (FANS, sali d'oro, penicillamina, captopril), nel lupus eritematoso sistemico, nelle sindromi vasculitiche e nella immunodeficienza acquisita.

Le urine che si presentano schiumose sono fortemente suggestive di una patologica perdita di proteine attraverso l'emuntorio renale. A questo proposito, si indica come appartenente alla sindrome nefrosica una proteinuria maggiore di 3,5 g nelle 24 ore, usualmente accompagnata da edemi, ipoproteinemia, iperlipidemia e lipiduria. Fra le diverse situazioni eziologiche, la più frequente e importante è certamente, almeno nell'adulto, il diabete mellito. L'albumina è la frazione proteica che più va perduta, anche se non l'unica. L'albuminuria cronica ed elevata porta a una sindrome da malnutrizione con la sua caratteristica semeiologica più rilevante che è l'edema. L'urina dei pazienti con sindrome nefrosica è dunque assai ricca di albumina e di altre proteine e, quando eliminata, diventa caratteristicamente schiumosa. La schiuma si forma proprio a causa dell'alto contenuto proteico, e questa caratteristica può essere il primo segno di malattia del paziente nefrosico, che dovrà essere valutato principalmente con la quantificazione delle proteine plasmatiche e l'identificazione delle globuline circolanti, oltre che con l'albuminuria delle 24 ore.

La terapia della sindrome nefrosica dipende dall'identificazione della causa che ne è alla base. Essa è sempre secondaria a patologia glomerulare primitiva o secondaria (diabete, lupus eritematoso sistemico, amiloidosi, neoplasie, sostanze tossiche, farmaci e altro) e la precisazione diagnostica richiede frequentemente una biopsia renale.

Urine che, dopo la minzione, tendono al colore nero se lasciate a riposo per un breve lasso di tempo sono suggestive, se non patognomoniche, di alcaptonuria, disordine autosomico recessivo del metabolismo della tirosina.

In questa patologia, l'errore nel metabolismo della tirosina è dovuto al deficit dell'enzima omogentisato ossidasi. I soggetti affetti da tale deficit eliminano con le urine pressoché tutta la tirosina ingerita come acido omogentisico, incolore, che si autossida nel corrispondente chinone, il quale, a sua volta, polimerizza a formare un colore intensamente nero. Esso si deposita anche in cute, occhi, scheletro e valvole cardiache. Da ciò dipendono la caratteristica iperpigmentazione bruna della pelle e delle sclere, l'artropatia delle grosse articolazioni e, a volte, la stenosi valvolare aortica. Sintomi caratteristici dell'alcaptonuria includono dunque dolore articolare e dispnea in caso di stenosi aortica grave. La diagnosi può essere confermata aggiungendo soluzione di Benedict alle urine appena eliminate con il risultato di un sopranatante scuro.

Nelle urine si trovano, in cromatografia, valori elevati di acido omogentisico. Non esiste una terapia specifica per l'alcaptonuria, che di solito ha un andamento clinico benigno.

17 Una progressiva necessità di aumentare la misura di scarpe, guanti e cappello

Un progressivo aumento del diametro del cranio e del volume delle mani e dei piedi, tale da rendere necessario un incremento della misura di cappello, guanti, scarpe e anelli, è caratteristico dell'acromegalia.

Questa affezione è solitamente imputabile a tumori ipofisari, nella grande maggioranza dei casi adenomi, in relazione alla loro iperproduzione di ormone della crescita, o somatotropo (GH), i cui livelli sono usualmente correlati con la dimensione del tumore stesso.

Fisiologicamente il GH è necessario per il normale accrescimento: la sua carenza determina ipostaturismo (nanismo), mentre il suo eccesso gigantismo. La sua azione si esplica stimolando ormoni mediatori della somatotropina (somatomedine) e fattori simil-insulinici (IGF) localizzati prevalentemente nel fegato; il GH stimola la liberazione di insulina e l'incorporazione degli aminoacidi nelle proteine. Per la diagnosi si utilizzano le concentrazioni di GH dopo carico orale di glucosio e il dosaggio della somatomedina-C (IGF-I/SM-C), che ha la caratteristica di rimanere costante nelle 24 ore, contrariamente alle fluttuazioni del GH.

L'acromegalia è una malattia evolutiva e debilitante e si presenta nella mezza età tipicamente con un eccessivo sviluppo di tessuto osseo e dei tessuti molli. Quando l'eccesso di GH si manifesta in bambini prima della chiusura delle epifisi, l'accrescimento lineare si identifica col termine di "gigantismo".

I pazienti presentano ispessimento dei tessuti molli e ossei, caratterizzato inizialmente da aumento delle dimensioni di mani, piedi, cranio, prognatismo e macroglossia, con la voce che cambia timbro diventando cavernosa; la cute diventa lucida e umida. Compaiono in seguito profonda astenia, apnea ostruttiva, cefalea, parestesie e artralgie.

In buona parte dei soggetti affetti è presente ipertensione arteriosa a bassa renina e ipoaldosteronismo; sono comuni l'ipertrofia ventricolare sinistra e il successivo scompenso cardiaco congestizio, che rappresenta uno dei possibili motivi di morte di questi soggetti. Sono abbastanza frequenti l'ipertiroidismo e il gozzo dovuto a stimolo sulle cellule tiroidee. La terapia, a fronte di un'aspettativa di vita certamente ridotta, si fonda sull'asportazione del tumore ipofisario e sull'uso di bromocriptina.

La risata in occasioni e momenti poco opportuni è un segno non comune ma caratteristico della paralisi sopranucleare progressiva e di malattie associate a paralisi pseudobulbare, come la sclerosi laterale amiotrofica, la sclerosi multipla e l'ictus ischemico.

Le aree del sistema nervoso centrale interessate paiono infiltrate da neurofibrille disposte in modo disordinato e caratterizzate da importante perdita neuronale. I pazienti con paralisi sopranucleare progressiva frequentemente mostrano una bradicinesia simile al morbo di Parkinson, sebbene i tremori a riposo non siano comuni.

Il quadro clinico è dominato da paralisi del nervo oculomotore, paralisi pseudobulbare, atassia, rigidità e, infine, da demenza sottocorticale. Un segno non comune ma utile alla formulazione della diagnosi è la labilità emozionale che spesso si manifesta proprio con scoppi di risa o, al contrario, di pianto.

La diagnosi di paralisi sopranucleare progressiva è fondamentalmente clinica e deve essere presa in considerazione nei soggetti anziani con rigidità e sguardo fisso, specialmente in presenza di inattesi accessi di riso. I soggetti con sclerosi laterale amiotrofica, caratterizzata da grave astenia muscolare con fascicolazioni, possono anch'essi mostrare accessi improvvisi di riso.

La paralisi pseudobulbare può avvenire anche in soggetti con sclerosi multipla avanzata o con eventi vascolari cerebrali acuti bilaterali. La diagnosi di sclerosi laterale amiotrofica è essenzialmente clinica e fondata sulla diffusione dei segni secondari a malattia del motoneurone, ma ci si può affidare anche alla diagnosi elettroencefalografica.

La malattia è fatale, pur potendosi relativamente giovare del riluzolo, antagonista dell'acido glutammico.

Sono, questi, segni e sintomi tipici della eritromelalgia o eritermalgia, disordine raramente idiopatico ma che si può associare a malattie mieloproliferative come la trombocitemia essenziale, la policitemia vera, la leucemia mieloide cronica oppure all'artrite reumatoide, al lupus eritematoso sistemico, alle vasculiti e anche all'ipertensione arteriosa.

L'eritromelalgia è caratterizzata dalla comparsa di bruciore ed eritemi a livello degli arti, soprattutto inferiori, e colpisce maggiormente i maschi. Può comparire a qualsiasi età, più sovente nella mezza età.

Viene descritto come un dolore urente, precipitato dall'esposizione al caldo e dalla posizione declive dell'arto, che trae giovamento dall'aria fredda, dall'immersione in acqua fredda o dal sollevamento. I sintomi possono precedere di mesi o anni la diagnosi dell'eventuale disturbo mieloproliferativo.

La diagnosi differenziale va posta con le arteriopatie occlusive e con le neuropatie periferiche e si basa sulla presenza dei polsi e sulla normalità del quadro neurologico.

Può essere utile l'uso di acido acetilsalicilico, ma la terapia di base si fonda sulla cura della patologia che sta alla base del disturbo.

Questa evenienza, se riferita lungo l'asse di distribuzione del sistema venoso, è un inusuale sintomo di trombosi venosa profonda (TVP) o di tromboflebite superficiale.

Il dolore che interessa la distribuzione anatomica venosa degli arti inferiori che si manifesta durante uno starnuto (segno di Louvel) è suggestivo di trombosi venosa profonda (TVP) in quel distretto.

La TVP è una presentazione clinica frequente ed è il risultato degli eventi che compongono la cosiddetta triade di Virchow: danno endoteliale, stasi venosa e ipercoagulabilità.

Le eziologie della TVP sono svariate e includono l'immobilità, gli interventi chirurgici, i traumi, le neoplasie maligne, la presenza di anticorpi antifosfolipidi e altre. I segni e i sintomi classici includono la presenza di edema, l'arrossamento della cute, l'aumento del calore cutaneo e il dolore, mentre una presentazione del tutto atipica ma assai utile nell'identificare precocemente il problema è proprio il dolore che insorge lungo l'asse venoso interessato, durante gli starnuti e i colpi di tosse.

Questo dolore può scomparire quando si comprime digitalmente la vena in prossimità del trombo stesso. La sua eziologia è verosimilmente legata alla variazione di pressione, causata dello starnuto, trasmessa al vaso interessato.

In caso di sospetta TVP, il primo approccio diagnostico prevede l'esecuzione di un ecodoppler venoso e la terapia consiste nell'uso di eparine a basso peso molecolare poi sostituite da warfarin.

Dolore a entrambe le cosce in un paziente febbrile

Il dolore a entrambe le cosce in un paziente con febbre può essere un utile predittore di batteriemia da diverse cause, come un'infezione delle vie urinarie o una polmonite oppure un'endocardite.

Le mialgie generalizzate sono un sintomo frequente nei pazienti con infezioni sistemiche e sono verosimilmente dovute ai mediatori dell'infiammazione rilasciati dai leucociti nell'ambito della risposta sistemica alla stessa infiammazione.

Un dato anamnestico utile a individuare uno stato settico in un paziente con ipertermia è proprio il dolore alla faccia anteriore delle cosce, causato da infiammazione asettica e/o ischemia da infiammazione delle arteriole muscolari. Sono, peraltro, state descritte anche mialgie localizzate ai muscoli del trapezio in caso di batteriemia in endocardite.

La valutazione di un paziente febbrile con dolore bilaterale alle cosce richiede dunque un esame obiettivo meticoloso, oltre alle appropriate emocolture cui seguirà una specifica terapia antibiotica.

 # Un fastidioso prurito dopo un bagno caldo

Il prurito in seguito a contatto con acqua può essere espressione iniziale di malattia ematologica e in particolare della policitemia vera, ma anche di mielodisplasia e delle sindromi eosinofile.

Si tratta di un sintomo abbastanza inusuale con prurito e a volte formicolio cutaneo dopo esposizione all'acqua, specialmente se calda. Si associa fondamentalmente alla policitemia vera, o malattia di Vaquez-Osler. I pazienti possono denunciare il fatto a volte come primo sintomo della malattia cui andranno incontro, sovente prima di un rilevamento laboratoristico quale l'incremento dell'ematocrito.

L'eziologia, non del tutto chiarita, potrebbe essere in relazione ad aumentati livelli di istamina circolanti, dimostrati nei policitemici proprio dopo esposizione all'acqua. Anche l'aumento delle prostaglandine e di serotonina potrebbe giocare un ruolo scatenante. Dunque il prurito che insorge dopo un bagno o una doccia, se recidivo, dovrebbe essere approfondito con periodiche valutazioni dell'emocromo.

Il trattamento del sintomo è certamente non immediato, ma può rispondere ad antistaminici, aspirina e idrossiurea. Sono utili i salassi nell'ambito della terapia della malattia di base.

Un prurito cronico, diffuso e inarrestabile in una giovane donna

Il prurito senza spiegazioni dermatologiche che insorge in una donna giovane o di mezza età è frequentemente correlato alla cirrosi biliare primitiva, malattia epatica cronica a impronta autoimmunitaria, ma anche ad altre epatopatie nelle quali predomini il quadro colestatico.

Un prurito inspiegabile dal punto di vista dermatologico, in assenza di sindrome atopica o di assunzione di farmaci potenzialmente allergenici, è frequentemente il primo segno clinico della cirrosi biliare primitiva (PBC) quando ancora non sono presenti altre manifestazioni biochimiche o cliniche.

Il prurito è diffuso ma assai intenso a livello del palmo delle mani e della pianta dei piedi. Le lesioni da grattamento sono spesso ubiquitarie sul corpo della paziente e possono essere confuse, a un esame non attento, con lesioni da scabbia. La patogenesi del prurito individua una causa negli acidi biliari "tossici" (non coniugati e diidrossiconiugati) che si accumulano nella cute stimolando le terminazioni nervose; un'ipotesi recentemente accreditata è quella di una sostanza che agisca sui recettori oppioidi centrali, attivandoli.

La PBC è una malattia cronica e progressiva del fegato a impronta autoimmunitaria: nel 95% dei casi si rinvengono anticorpi anti-mitocondrio che possono essere definiti patognomonici della malattia. Il primo stadio istologico corrisponde a una colangite non batterica che porta a distruzione dei piccoli dotti biliari. Il quarto e ultimo stadio è quello definibile propriamente come "cirrosi" per la avvenuta formazione dei classici noduli rigeneranti accompagnati caratteristicamente dalla presenza di granulomi.

L'evoluzione della PBC è usualmente lunga e le caratteristiche cliniche del quarto stadio sono fondamentalmente simili agli altri tipi (virus, alcol, emocromatosi) ma con una spiccata componente colestatica. Un prurito intenso e non spiegato in una donna con eventuale aumento della fosfatasi alcalina ed epatomegalia deve far sospettare dunque la possibilità di una PBC.

La terapia si basa sull'uso dell'acido ursodesossicolico e, in relazione all'ipotesi dell'attivazione dei recettori oppioidi, sull'impiego degli antagonisti di questi, come naloxone.

Evacuare feci color argento o che ricordano l'alluminio è un segno inusuale ma caratteristico di carcinoma dell'ampolla di Vater. La stessa situazione è descritta anche in corso di gravidanza e di terapia orale con ferro.

Questo segno, detto anche "di Thomas", dal nome di colui che lo descrisse per la prima volta, è raro ma specifico del carcinoma dell'ampolla di Vater. La spiegazione del fenomeno risiede nell'associazione della acolia da ostruzione delle vie biliari con la presenza di sangue di derivazione neoplastica.

Sebbene il fenomeno non sia frequente, tutti coloro che lamentano un evento simile dovrebbero essere sottoposti a indagini per immagine delle vie biliari e al dosaggio della bilirubina proprio al fine di escludere fenomeni neoplastici maligni a carico dell'ampolla di Vater.

L'atteggiamento terapeutico preferibile è ovviamente quello chirurgico. In caso di diffusione del tumore, la scelta cadrà sul posizionamento di stent che permettano il passaggio della bile.

Uno strano colorito giallastro delle unghie accompagnato da linfedema

La colorazione gialla delle unghie è, al di fuori della pigmentazione da nicotina, dovuta alla ipoplasia dei vasi linfatici del letto ungueale.

Si tratta di una sindrome (sindrome delle unghie gialle) in cui, oltre alla colorazione gialla delle unghie, sono presenti linfedema e versamento pleurico. Il 40% circa di questi pazienti è anche affetto da bronchiectasie. Il quadro clinico, nel suo complesso, è collocabile nei disordini dei vasi linfatici, di cui il linfedema è il segno più rilevante. Questo può essere classificato in primitivo (prevalenza di 1 su 10.000 persone) o secondario. Il primitivo è dovuto a ipoplasia, agenesia o ostruzione dei vasi linfatici e può essere associato, oltre che al segno delle unghie gialle, anche alle sindromi di Turner, Klinefelter e Noonan, alla linfoangiomiomatosi e alla linfangectasia intestinale. Le donne sono maggiormente colpite ed esistono forme ereditarie. Tra le forme secondarie di linfedema sono frequenti quelle infettive da streptococco e quelle neoplastiche.

Un soggetto che si presenti con unghie inspiegabilmente gialle dovrebbe dunque essere indagato sia riguardo a edemi di natura non identificata, sia sul versante polmonare per versamenti pleurici e/o fatti bronchiectasici.

Il trattamento della cosiddetta *yellow nails syndrome* consiste nella terapia della malattia di base. Nelle situazioni che vedono coinvolto il sistema linfatico sarà di una certa utilità un trattamento decompressivo come il linfodrenaggio. Altrimenti l'attenzione clinica dovrà cadere sulle situazioni respiratorie e neoplastiche con le appropriate terapie.

L'insorgenza graduale di disturbi respiratori che sfociano nel tempo in una sindrome asmatica, in soggetti con una sintomatologia di bruciore epigastrico, è altamente suggestiva per malattia da reflusso gastroesofageo acido (MRGE).

Fin dal 1892 Osler aveva notato che il rischio di asma acuto aumentava dopo il pasto della sera, specialmente poco prima di coricarsi. Il comune riscontro di malattia da reflusso gastroesofageo, attraverso studi di pH-metria esofagea, nei soggetti asmatici rappresenta l'evidenza più convincente che tale manifestazione è secondaria al reflusso acido.

Il meccanismo patogenetico si attua probabilmente in duplice maniera: attraverso intermittenti microaspirazioni di contenuto gastrico e tramite un riflesso mediato dal vago in grado di aumentare le resistenze a livello dell'albero respiratorio. I diversi studi al riguardo evidenziano reflusso acido nel 35-80% di tutti i soggetti asmatici.

I sintomi suggestivi per asma indotta da acido includono l'insorgenza di dispnea in assenza di un'anamnesi positiva per asma o per allergie, dispnea e tosse notturne, crisi asmatiche dopo i pasti, dopo sforzo e in posizione supina, pirosi grave. Questi soggetti possono andare incontro a frequenti polmoniti, febbri di natura non determinata e disturbi della motilità esofagea. Collateralmente possono presentare gocciolamento nasale posteriore, secchezza delle fauci, tosse persistente, otalgia, alitosi e disfonia con evidente edema e iperemia delle corde vocali. Anche il cancro della laringe è stato associato a reflusso acido cronico.

La terapia prevede variazioni dello stile di vita (ridurre eventualmente il peso, seguire un'alimentazione adeguata, evitare la posizione supina dopo i pasti, sollevare il letto dalla parte della testa, etc.) e farmaci inibitori la produzione di acido cloridrico (ranitidina, omeprazolo, esomeprazolo).

Oscillazioni ritmiche del capo e di altri segmenti del corpo sono indicativi di avanzata insufficienza aortica (segno di De Musset).

Il poeta francese Alfred De Musset era affetto da insufficienza aortica, valvulopatia di cui l'endocardite reumatica rappresenta l'eziologia più comune, insieme con la forma luetica, quella aterosclerotica-ipertensiva e quella endocarditica.

L'insufficiente chiusura delle semilunari porta, in diastole, a un reflusso nel ventricolo sinistro di parte del sangue espulso durante la sistole. Ciò crea una situazione di compenso che si configura attraverso un incremento della gittata sistolica che porta ad aumento del volume telediastolico nonché del lavoro del ventricolo sinistro. A una iniziale dilatazione segue l'ipertrofia. Il complesso di queste modificazioni compensatorie comporta conseguenze circolatorie che si traducono in palpitazioni, dispnea da sforzo o parossistica e, nelle fasi più avanzate, edema polmonare acuto.

Auscultatoriamente, sul margine sternale sinistro, si avverte il classico soffio diastolico "aspirativo", a seguire immediatamente il II tono. Tra i segni periferici, è tipico lo scuotimento ritmico, oscillatorio del capo (segno di De Musset) dovuto, appunto, all'aumentata ampiezza dell'onda pulsatile arteriosa, insieme ad altri segni quali una vistosa pulsatilità delle arterie, il polso radiale celere, il polso capillare di Quincke e l'aumento della pressione differenziale.

Il segno di De Musset permette di sospettare uno stato di insufficienza aortica alla semplice prima osservazione del paziente.

Il rigurgito tipico di questa patologia valvolare può avvalersi della somministrazione di vasodilatatori (nifedipina, idralazina), che determinano riduzione del postcarico ventricolare con aumento del flusso anterogrado. In questo modo la funzione ventricolare sinistra migliorerà almeno temporaneamente. La somministrazione precoce di nifedipina (a funzione ventricolare ancora normale) riduce la comparsa di disfunzione ventricolare sinistra e la necessità di sostituzione valvolare. C'è indicazione chirurgica in pazienti con disfunzione ventricolare evidenziata da valori anomali della frazione di eiezione.

28 Diarrea poco spiegabile in un paziente in terapia antiaggregante piastrinica

Una diarrea cronica di moderato grado, ma anche una diarrea acuta e inarrestabile, può insorgere persino a distanza di mesi o addirittura anni dall'inizio di una terapia antiaggregante.

Un soggetto adulto, coronaropatico o con vasculopatia cerebrale cronica, che presenti diarrea cronica o insorgenza di diarrea acuta senza un'apparente eziologia e di difficile trattamento, dovrebbe essere indagato anamnesticamente sull'uso di ticlopidina.

Ticlopidina è una tienopiridina che inibisce la funzione piastrinica inducendo uno stato di "insufficienza funzionale" delle piastrine interagendo con la glicoproteina IIb/IIIa, recettore del fibrinogeno che lega le piastrine al fine di formare aggregati. Dunque ticlopidina inibisce l'aggregazione piastrinica e allunga il tempo di sanguinamento. La sua azione si protrae per diversi giorni dopo la sospensione.

Ticlopidina è usata correntemente per la prevenzione della trombosi cerebrale e della malattia delle arterie coronarie specie in quei pazienti che, per vari motivi, non possono assumere aspirina. I suoi effetti collaterali contemplano il rischio di sanguinamento, la nausea e, nel 10% circa dei casi, la diarrea. Questa si può manifestare acutamente con emissione di feci acquose in modo subcontinuo, con ipopotassiemia anche grave tanto da mimare una sindrome da "colera pancreatico" (sindrome di Verner Morrison, VIPoma), a differenza del quale non è presente alcalinità gastrica.

L'esame istologico del colon di questi pazienti, eseguito in corso di colonscopia, mette in evidenza un quadro infiammatorio acuto di "colite" con infiltrato linfocitario. Dodici-ventiquattro ore dopo la sospensione di ticlopidina, la diarrea si arresta.

Vedere aloni giallo-verdi intorno agli oggetti

Questo sintomo è suggestivo di tossicità da digossina, dovuta ora a iperdosaggio, ora a interazione con altri farmaci quali verapamil, amiodarone, o alcuni antibiotici, ma anche in corso di ipopotassiemia, ipomagnesemia o ipercalcemia e nell'insufficienza renale.

Digossina, sebbene assai meno di un tempo, è ancora usata per i pazienti con fibrillazione atriale cronica ad alta penetranza e in alcuni casi di scompenso cardiaco sistolico. Agisce legandosi a un recettore situato sulla membrana dei miociti cardiaci e inattivando la pompa sodio-potassio ATP-asi. Questo meccanismo conduce ad aumento della concentrazione intracellulare di calcio, responsabile dell'effetto inotropo positivo.

L'uso della digitale, tanto diffuso negli anni scorsi, è stato, ed è tuttora, possibile causa di effetti tossici specialmente nei soggetti anziani che assumono contemporaneamente altri farmaci o che soffrono di un ridotto filtrato glomerulare.

I sintomi da intossicazione includono nausea, vomito, astenia, cefalea e spiccata bradicardia. Ma un utile campanello d'allarme, per il clinico, può essere la segnalazione del paziente di vedere aloni giallo-verdi attorno agli oggetti e alle fonti di luce, ciò che probabilmente accadeva al pittore Vincent Van Gogh che era solito ingerire inconsapevolmente digitale e che quasi certamente venne influenzato nella sua pittura proprio dalla visione alterata dei colori.

Nel sospetto di intossicazione digitalica è indispensabile dosarne i livelli plasmatici, insieme agli elettroliti e alla creatinina e monitorare il paziente per eventuali aritmie.

In caso di intossicazione, dopo l'interruzione immediata del farmaco, l'antidoto è il frammento anticorpale antidigossina, che si lega alla digossina libera favorendone l'eliminazione per via urinaria.

Un certo grado di ottundimento del sensorio, che accompagna ipertermia e insufficienza respiratoria, rappresenta un segno e un sintomo tipici delle infezioni clinicamente più importanti delle vie respiratorie. Fra queste la legionellosi è di particolare attualità e rilevanza.

Un paziente che si presenti con ipertermia, dispnea, cefalea, tosse e confusione mentale può essere affetto da una forma importante o grave di infezione respiratoria. La polipnea è un segno altrettanto frequente e può fornire il movente patogenetico, associato all'ipertermia, dell'ottundimento del sensorio.

La polipnea è causa di alcalosi respiratoria, ed è generalmente sottesa a ipertermia, sepsi da Gram-negativi (fra cui la Legionella), intossicazione da salicilati ed eccessiva ventilazione assistita.

L'ipossia causata da eventi che riducano la pO_2 arteriosa a 60 mmHg o meno tende a provocare iperventilazione e alcalosi respiratoria. Nelle pneumopatie, l'iperventilazione è dovuta, almeno in parte, anche all'attivazione di recettori che stimolano il centro del respiro.

Il paziente si presenta con sensazione di "testa vuota", disorientato, con formicolii diffusi e, se l'alcalosi è grave, con manifestazioni tetaniche. Si può arrivare anche alla perdita di coscienza.

Fra le cause, sono da ricordare le sepsi da Gram-negativi, e fra questi l'infezione da Legionella.

La terapia deve ovviamente basarsi sul ristabilimento immediato di un corretto equilibrio acido-base e, contemporaneamente, sulla risoluzione della malattia di base. Nel caso della legionellosi, sono indicati i chinolonici.

La malattia celiaca è come un iceberg, una montagna di ghiaccio di cui si vede di solito solo la punta. Tra le tante manifestazioni possono essere presenti anche alterazioni psico-comportamentali.

Solo in anni recenti si è scoperta la notevole diffusione dei disturbi mediati dal glutine, che risultano ancora sottodiagnosticati e sottotrattati. Inoltre la distinzione tra morbo celiaco, allergia al grano e sensibilità al glutine è piuttosto recente: il primo riconosce una patogenesi di tipo autoimmune, la seconda è mediata da meccanismi allergici, mentre nella terza non sono coinvolti fenomeni né autoimmuni, né allergici.

Diversi disordini psichiatrici sono associati a morbo celiaco e sensibilità al glutine. Tra essi si annoverano la schizofrenia, l'ansia, la depressione, i disturbi del tono dell'umore, il disturbo da deficit di attenzione e iperattività, i disturbi dello spettro dell'autismo.

Ora, i meccanismi che legano i disturbi mediati dal glutine con problemi di ordine psichiatrico non sono del tutto chiari. Un'ipotesi è che l'infiammazione legata alla assunzione o alla riassunzione di glutine possa avere un impatto su cervello e sistema nervoso. È possibile che giochino un ruolo rilevante anche l'alterata permeabilità, il microbiota intestinale e le infezioni.

Il morbo celiaco è caratterizzato da atrofia dei villi e da una sintomatologia che comprende gonfiore postprandiale, steatorrea, e calo ponderale. Il rilievo di anticorpi anti-endomisio (EMA), anti-transglutaminasi tissutale (tTG), e anti-gliadina (AGA) conferma la diagnosi. Inoltre risulta aumentata l'espressione di IL-17A.

Invece nei soggetti affetti da sensibilità al glutine non si riscontrano atrofia dei villi, né alterazioni nell'espressione di IL-17A, né anticorpi anti-tTG o anti-EMA, ma si possono rilevare anticorpi anti-AGA. Generalmente i primi sintomi riportati da questi pazienti non sono di natura gastrointestinale, ma possono riguardare alterazioni del comportamento, dolore osseo o articolare, crampi muscolari, intorpidimento delle gambe, calo ponderale e affaticamento cronico.

Una dieta priva di glutine può migliorare i sintomi psichiatrici fino a farli scomparire.

L'insufficienza respiratoria restrittiva tipica del soggetto obeso comporta situazioni di improvvisa letargia e di frequenti apnee nel corso del sonno. La cosiddetta "Sindrome di Pickwick".

In soggetti affetti da obesità grave, ipossia e ipercapnia nelle ore diurne che riferiscano fenomeni di improvvisa letargia deve essere sospettata la cosiddetta "Sindrome di Pickwick", cioè quella forma di sindrome delle apnee ostruttive del sonno (*Obstructive Sleep Apnea Syndrome* – OSAS) secondaria all'obesità. Un'ulteriore caratteristica di questi pazienti può essere un colore acceso del viso. La patologia prende il nome dal personaggio di un romanzo ("Il circolo di Pickwick") di Dickens che viene descritto come goloso e obeso e che si addormenta molto spesso e in qualsiasi situazione.

Tale condizione clinica è piuttosto diffusa, benché sottodiagnosticata.

Nei pazienti che ne sono affetti non si riscontrano alterazioni bronchiali o alveolari, ma le strutture delle vie aree, a causa dell'obesità, risultano compresse e determinano episodi gravi di insufficienza respiratoria restrittiva. Si creano ostruzioni della faringe e, durante il sonno, il sollevamento del diaframma determina una ridotta compliance polmonare. Inoltre la diminuita escursione della gabbia toracica rispecchia l'aumentata richiesta energetica dei muscoli toraco-addominali.

Le apnee notturne di tipo ostruttivo che vengono a determinarsi sono responsabili di frequenti risvegli non coscienti che impediscono un riposo adeguato e determinano sonnolenza diurna.

Il colorito del viso dipende dalla policitemia conseguente all'ipossia intermittente: l'attivazione di fattori di trascrizione determina lo stato infiammatorio e l'aumento di eritropoietina, contribuendo così a generare policitemia.

Inoltre l'ipossia, aumentando il tono del sistema simpatico, genera vasocostrizione periferica e, a lungo termine, aumento della pressione polmonare.

Infine la negativizzazione della pressione intratoracica nel corso dell'apnea è responsabile dell'aumento del ritorno venoso con disfunzione diastolica.

È possibile giungere alla diagnosi tramite il monitoraggio cardio-respiratorio notturno o l'esame polisonnografico completo.

La terapia è principalmente di tipo comportamentale (volta al calo ponderale e alla cessazione dell'eventuale abitudine tabagica) e ventilatorio (la pressione continua positiva nelle vie aeree – CPAP e la pressione su 2 livelli – BPAP).

Il prurito è un disturbo generalmente considerato benigno e transitorio. In alcuni casi può essere il primo segno e sintomo di una grave malattia, la cirrosi biliare primitiva.

Un prurito localizzato al tronco, agli arti inferiori e a quelli superiori in assenza apparente di spiegazione può entrare in diagnosi differenziale con la scabbia o con reazioni allergiche.

Esso si può manifestare anche in soggetti privi di comorbilità e che hanno goduto di buona salute sino a quel momento.

Soprattutto se ingravescente (sino a impedire il riposo notturno) e associato a fatigue, può essere un sintomo della cirrosi biliare primitiva (CBP), un'epatopatia cronica immunomediata nella quale vengono attaccati i piccoli dotti biliari intraepatici, dando luogo a colestasi e cirrosi. Tale patologia rara può essere anche asintomatica.

La CBP deve essere considerata in presenza di un prurito senza evidente causa dermatologica, allergologica o ematologica in pazienti di sesso femminile di età generalmente compresa tra i 35-40 e 60 anni.

La diagnosi può essere confermata in presenza di 2 su 3 criteri tra livelli sierici persistentemente elevati di fosfatasi alcalina, positività agli anticorpi anti-mitocondrio (AMA) e biopsia epatica compatibile con CBP. Possono anche essere presenti anticorpi anti-nucleo specifici per CBP.

Per il controllo della malattia si prescrive l'acido ursodesossicolico, ma può rendersi necessario il trapianto di fegato.

L'ipotiroidismo coinvolge numerosi organi e apparati, come la cute, gli annessi e i muscoli, oltre al sistema cardiovascolare e respiratorio, al punto da rendere irriconoscibile nei tratti somatici chi ne è affetto.

Un ipotiroidismo non diagnosticato può comportare cambiamenti tali nelle sembianze del paziente da renderlo irriconoscibile.

Il paziente, infatti, può arrivare a manifestare uno spiccato mixedema al volto, che consiste nel deposito di mucopolisaccaridi nel sottocute, cute fredda e pallida di colorito giallastro, per deposito di carotenoidi nel derma, e secca per ridotta funzione delle ghiandole sebacee, un'importante ipotonia muscolare, tanto da non riuscire a provvedere neppure alla propria igiene personale, crampi e dolore muscolare per accumulo di acido lattico. Inoltre i mucopolisaccaridi del mixedema infiltrano anche le corde vocali, rendendo la voce profonda e roca.

Le manifestazioni cliniche di questa affezione interessano, in effetti, svariati organi e apparati, quali l'apparato muscolo-scheletrico, l'apparato tegumentario, gli annessi piliferi, l'apparato digerente e quello cardiovascolare e respiratorio, il sistema nervoso centrale e periferico.

Il respiro può essere difficoltoso, gli edemi possono interessare non solo il volto, ma anche il resto del corpo, i capelli possono essere radi e secchi e lo sguardo fisso e spento. Si possono inoltre manifestare bradicardia, ipotensione e disidratazione.

La diagnosi viene effettuata sulla base dell'anamnesi, dell'esame obiettivo (che deve possibilmente comprendere la palpazione della tiroide) e del riscontro di parametri vitali, quali l'ECG e gli esami ematologici di base. Si procede infine con il dosaggio ematico di triiodotironina (T3), tiroxina (T4) e ormone tireostimolante (TSH).

Il trattamento comporta l'assunzione quotidiana dell'ormone sintetico levotiroxina, in grado di ripristinare i livello normali degli ormoni tiroidei e far scomparire segni e sintomi della patologia. Annualmente è necessario monitorare i livelli di TSH al fine di regolare il dosaggio da assumere.

Letture consigliate

- Devlin TM. Textbook of Biochemistry with Clinical Correlations. Seventh edition. Hoboken (USA, NJ): Wiley, 2010
- Foster C, Mistry N, Washington University School of Medicine Department of Medicine, et al. The Washington Manual of Medical Therapeutics. Thirty-Third Edition. Philadelphia (USA, PA): Wolters Kluwer Health, 2012
- Fradà G, Fradà G. Semeiotica Medica nell'adulto e nell'anziano Metodologia Clinica ed Esplorazione Morfofunzionale. VI Edizione. Padova: Piccin, 2018
- Gai V (a cura di Agnelli G e Busti C). Medicina d'urgenza. Pratica e progresso. Torino: CG Edizioni Medico-Scientifiche, 2013
- Jameson JL, Fauci AS, Kasper DL, et al. Harrison's Principles of Internal Medicine, Twentieth Edition. New York City (USA, NY): McGraw-Hill Education, 2018
- Nuti R. Metodologia clinica. IX edizione. Torino: Edizioni Minerva Medica, 2010
- Sherlock S, Dooley J. Diseases of the Liver and Biliary System. Eleventh Edition. Hoboken (USA, NJ): John Wiley & Sons, 2008

Ti è piaciuto questo libro?

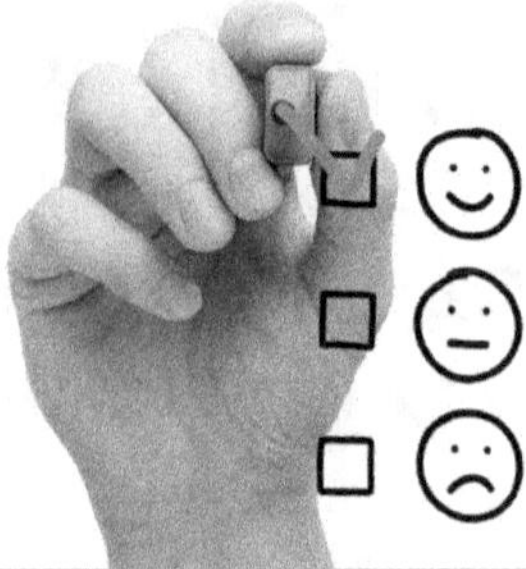

Noi speriamo di sì, ma quale che sia la tua risposta vale la pena di renderla pubblica.

Perché? Perché il giudizio degli utenti è molto importante per orientarsi in un mondo sempre più affollato di proposte.

Hai mai guardato le recensioni di oggetti, alberghi o film per decidere quale acquisto effettuare? Lo stesso vale per i libri scientifici.

Pertanto ti invitiamo a lasciare una breve recensione o un rapido giudizio di questo testo sul sito presso il quale lo hai acquistato e/o su Amazon. Aiuterai così il prossimo lettore a scegliere con più consapevolezza i prodotti di cui fidarsi.